Le jeûne intermittent

(Nouvelle version)

Comment brûler les graisses efficacement et perdre du poids sans souffrir de la faim

Bonus:

extrait du livre *Maigrir grâce au Yoga*

***par* Stella Di Chierico**

Stella Di Chierico

ISBN: 9798569539260

Sommaire

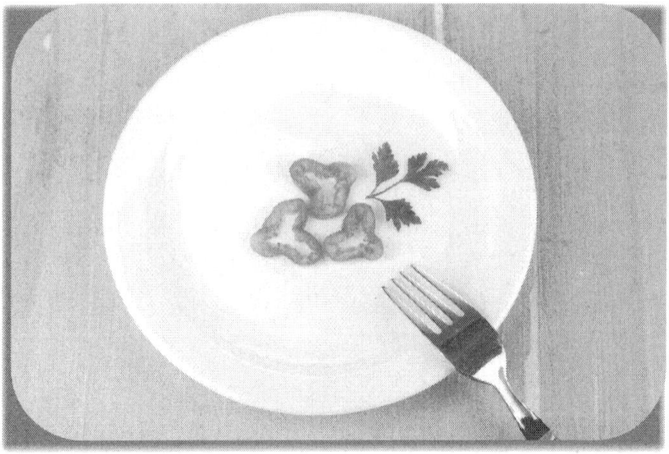

Introduction

Peu de mots ont le pouvoir de mettre les gens en tension comme le mot "*jeûne*", et il y a une raison à cela.

Pendant longtemps, le corps humain a été confronté à des périodes de jeûne forcé car il ne pouvait pas trouver immédiatement les ressources alimentaires dont il avait besoin, ce qui a encore aujourd'hui des conséquences.

Dans le passé, les guerres, famines et événements climatiques défavorables conduisant les hommes à souffrir de la faim étaient monnaie courante. Ce discours est toujours valable dans de nombreuses régions du monde mais aussi dans les pays les plus développés. Au cours des dernières décennies, la faim a rongé de nombreuses personnes. Le jeûne était courant.

Nous avons évoqué les conséquences des périodes de jeûne plus ou moins courtes que le corps humain subissait. Eh bien, précisons d'abord que notre corps est programmé pour résister à de courtes périodes sans ingestion d'aliments solides ou liquides particulièrement riches en nutriments. Nous ne sommes pas en train de dire que vous pourriez supporter de ne rien vous mettre sous les dents pendant un mois ! Cependant, nous voulons vous rassurer et vous tranquilliser : une journée sans nourriture n'est pas une tragédie pour le corps humain. C'est assez différent, bien sûr, en ce qui concerne l'eau. C'est une substance dont notre corps ne peut tout simplement pas se passer et vous devez en boire plusieurs litres chaque jour.

Le deuxième aspect dont nous voulons parler peut avoir des répercussions très graves. Si, d'une part, sauter un repas ne pose aucun problème au corps (en termes métaboliques, car du point de vue de la motivation, le discours est différent), la suralimentation peut être un danger beaucoup plus insidieux. La raison ? Le corps humain est conçu pour ne rien gaspiller et chaque excès de calories que nous ingérons est stocké et utilisé pour construire des réserves de glucides (glycogène) ou de lipides (graisses). Chaque fois que vous mangez plus que nécessaire, le corps met les réserves dans le "garde-manger " et votre poids augmente.

Maintenant, pensez au mois dernier. Combien de fois avez-vous mangé plus que nécessaire et combien de fois avez-vous manqué un repas ?

Jeûner signifie se priver de quelque chose qui est souvent inutile, quelque chose qui est enraciné dans cette faim hédoniste, liée au plaisir, qui nuit souvent à notre motivation.

Pourquoi abandonner quelque chose de si bon ? Sauter un repas ? Ce n'est pas sain !

Ce type de pensées est ce qui vous fait abandonner la plupart des régimes et des bonnes intentions que vous vous êtes fixées.
Le but de ce livre est de vous donner un outil et une technique adéquate pour perdre du poids et reprendre le contrôle de votre mode d'alimentation. C'est ça le véritable défi. Être capable de contrôler vos habitudes alimentaires et de manger ce qui est bon et juste en vous faisant plaisir. C'est l'objectif qui doit motiver vos journées. Tout le reste en découle : vous serez en forme, votre corps rajeunira, vous savourerez pleinement vos repas, vous freinerez vos pulsions incontrôlées envers la nourriture...
Il nous reste à vous donner un dernier conseil avant de commencer : le jeûne et l'alimentation ne sont pas un passe-temps à prendre à la légère. Discutez avec votre médecin, parlez à un professionnel, un

diététicien, un nutritionniste et montrez-lui ce livre. Votre santé est notre première préoccupation.

Vers le jeûne intermittent

"Jeûner ? J'ai essayé une fois. Au début, il n'y a pas de problèmes, puis rapidement, je commence à avoir vraiment faim. Je deviens de mauvaise humeur. A la fin, je craque et je mange tellement que je reprends le poids que j'avais perdu, voire plus."

Beaucoup de gens ont ces idées en tête, quand ils évoquent le sujet de la perte de poids par le jeûne. Qui a dit que vous devez renoncer à manger des aliments solides pendant plusieurs jours ? C'est ici que le jeûne intermittent entre en jeu. Comme souvent, il s'agit de trouver un juste milieu et le secret de la réussite réside dans le contrôle de soi. Renoncer soudainement à tout ce que vous aimez et voulez manger n'est certainement pas une chose facile à faire sur le plan de la motivation, et quoi qu'il en soit, nous ne sommes pas là pour vous demander cela.

De plus, il ne s'agit pas seulement de perdre du poids. Le jeûne intermittent peut vous aider dans d'autres domaines : développer un sentiment de faim naturelle et une meilleure perception de son corps. Ce type de jeûne vous permet de savoir ce que votre corps est capable de faire et ce dont il a réellement besoin. Ce sont deux aspects fondamentaux du bien-être général.

Dans ce livre, vous apprendrez tout ce que vous devez savoir sur le jeûne intermittent. Comment ça marche ? Quelles stratégies sont utilisées ? A quels effets positifs peut-on s’attendre ? En outre, vous recevrez des conseils utiles et des exemples concrets pour découvrir la stratégie qui vous convient le mieux, ce qui vous aidera à brûler les graisses rapidement, à manger plus sainement et à améliorer vos performances. Oui, parce que chaque personne est différente, chaque individu est unique et a des besoins spécifiques.

Beaucoup d'huile sur le feu pour un livre qui traite du jeûne et de la perte de poids ! Blague à part, nous aborderons un sujet à la fois, et tout deviendra ainsi plus clair pour vous.

La première chose que nous vous demandons est de l'attention, pour lire ce livre et mettre en pratique avec soin les techniques et les indications qui y sont contenues.

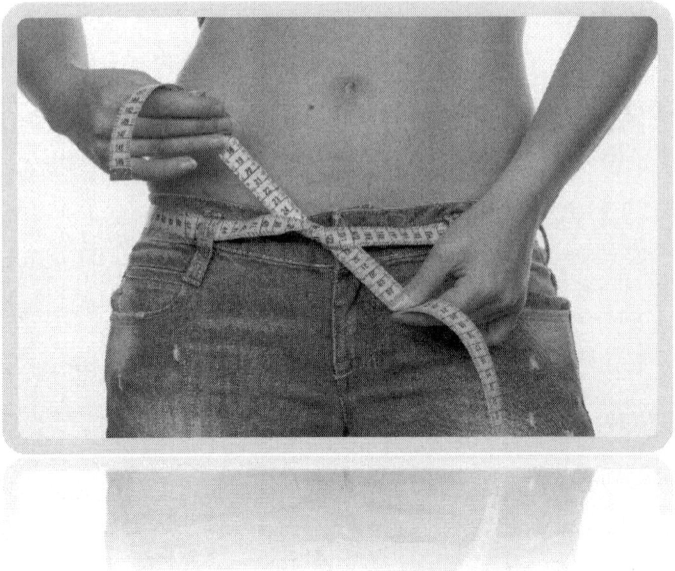

Qu'est-ce que le jeûne intermittent ?

Le mot intermittent vient du Latin et signifie "*avec interruption*". Nous parlons dans ce cas de jeûne de courte durée ou de jeûne à intervalles réguliers.

Cela fonctionne comme suit : vous jeûnez pendant une période de temps spécifique, qui est suivie d'une phase pendant laquelle vous mangez normalement. La durée des périodes variera en fonction des objectifs fixés. La chose importante à retenir est que les intervalles de temps doivent être réguliers, afin que le corps puisse comprendre le rythme et s'adapter, pour utiliser au mieux les aliments disponibles ou utiliser les réserves existantes de graisse et de glycogène lorsque c'est nécessaire.

Le jeûne n'a pas une bonne réputation en matière de perte de poids. Probablement parce que le jeûne est souvent associé à la faim et comme on le dit souvent, avoir faim n'est pas une bonne chose lorsque l'on essaie de perdre du poids. Des termes tels que "métabolisme lent", "troubles alimentaires incontrôlés", "effet yo-yo" et "frustration" viennent immédiatement à l'esprit. Il est vrai qu'en général, la faim ne devrait pas faire partie d'un régime alimentaire, pour des raisons qui sont principalement liées à la motivation et à la maîtrise de soi.

Beaucoup de programmes alimentaires et de régimes qui n'incluent pas de jeûne permettent d'obtenir des résultats rapides, mais ces résultats sont de courte durée car la composante liée au contrôle de l'organisme est traitée marginalement. Vous courrez donc le risque de prendre encore plus de poids.

Mais attention ! Le jeûne intermittent ne vous fera pas souffrir de la faim. Ajoutons autre chose : ce type de jeûne est même sain. Aujourd'hui, nous ne sommes plus contraints de nous priver de nourriture sur de longues périodes, si nous ne le souhaitons pas. Peu importe l'heure, nous avons toujours à notre portée ce dont nous avons envie. Vous pouvez trouver des supermarchés presque à tous les coins des rues. Les restaurants, les chaînes de restauration rapide et les bars abondent et vous avez toujours la possibilité de vous offrir une collation ou un merveilleux dîner. Grâce au service de livraison à domicile, vous pouvez commander à la maison, même tard le soir, un menu complet en un rien de temps. Vous oubliez facilement que, fut un temps, la situation était très différente. Il n'y a rien de mal à cela, mais il ne faut pas tomber dans l'excès.

Il y a encore quelques décennies, il n'était pas courant d'avoir accès à autant de calories. Les repas à heures fixes sont ancrés dans la tradition, mais à l'origine, ces horaires ont été instaurés parce qu'il n'était pas possible de manger en continu. Revenons un peu plus en arrière. Parfois, nos plus lointains ancêtres devaient supporter de rester des jours sans rien manger. En tant que chasseurs-cueilleurs, l'énergie et le temps nécessaires pour atteindre le prochain repas pouvaient être importants. Comme nous l'avons déjà dit, cela n'était pas quelque chose de nocif. Sinon, notre espèce n'aurait pas survécu si longtemps. Et comme on dit souvent : ce qui ne tue pas, rend plus fort. Les gens étaient autrefois en parfaite condition physique et aujourd'hui nous avons tous les outils nécessaires pour gérer notre corps, le fortifier, lui donner les nutriments dont il a besoin, mais surtout, nous devons cesser de lui nuire avec toutes ces calories inutiles qui font de grands dommages.

Le jeûne intermittent est l'outil principal qui vous permettra de remettre votre corps en forme de manière saine, sans pour autant renoncer aux aliments que vous aimez. Êtes-vous prêt à découvrir ce que le jeûne intermittent peut faire pour vous ?

Avantages et effets positifs

Grâce au jeûne intermittent, vous pouvez perdre du poids relativement rapidement et sans trop d'effort. Très souvent, les régimes restrictifs, avec de fortes privations, n'ont pas vraiment de grands avantages pour le corps et la santé. La plupart du temps, ils vous permettent seulement de constater quelques kilos en moins sur la balance. Mais ce qui compte vraiment, c'est que la perte de poids soit durable.

Le jeûne à intervalles réguliers est une pratique que le corps parvient à supporter car elle fait partie de son histoire. C'est donc une pratique intéressante pour ceux qui ne

veulent pas simplement perdre du poids, mais qui veulent reprendre le contrôle, améliorer leur métabolisme, se purifier... Ce type d'alimentation n'est pas nécessairement réservée aux personnes en surpoids. Les sportifs seront également agréablement surpris.
Voici quelques aspects positifs du jeûne à prendre en considération.

Amélioration de la digestion

Les intestins, l'estomac, le foie, le pancréas et les reins travaillent ensemble pour créer un ensemble harmonieux et fonctionnel, afin de digérer de manière optimale et tirer le meilleur parti en termes d'énergie et de fonctions. Dans les périodes de jeûne, ces organes peuvent se reposer. Imaginez que vous êtes assis devant votre ordinateur pendant de longues heures, plongé dans votre travail. À un moment donné, vous n'arriverez plus à bien travailler, car vous serez fatigué, démotivé. Nous avons tous besoin d'une pause ! Si vous donnez une pause à vos yeux la nuit, pourquoi ne la donnez-vous pas aussi à votre système digestif ? Lorsque vous jeûnez pendant de courtes périodes, vous donnez une pause à tous ces organes : vous pouvez les soulager.

Purification de l'organisme

Lorsque l'on jeûne, notre corps peut mieux se purifier, en prenant le temps, pendant la phase de repos, d'éliminer les substances nocives. Comme nous l'avons déjà dit, vous continuerez à boire beaucoup d'eau et à poursuivre vos activités, en dehors des repas. Cela vous permettra de réduire les substances toxiques qui sont créées naturellement lorsque vous vous nourrissez (sans parler des substances indésirables présentes dans certains aliments, dont le corps doit se débarrasser). L'effet sera celui d'un puissant flux purifiant, utile pour l'ensemble du corps et pour chacune de ses cellules individuelles. Combinez le jeûne intermittent avec des produits sains, éliminez les aliments nocifs (collations, boissons

gazeuses, excès de sucre, aliments riches en matières grasses... votre nutritionniste pourra vous faire une liste sans fin) et l'alcool, pour maximiser l'effet purifiant.
Les résultats bénéfiques vous laisseront sans voix.

Redistribution de l'énergie

La digestion de la nourriture que nous mangeons peut être très stressante pour le corps. Plus nombreux sont les aliments qui entrent, plus il faut de temps pour les digérer. Pendant les heures de jeûne, notre organisme peut utiliser toute cette énergie pour d'autres processus, par exemple, pour guérir lorsque nous sommes malades ou blessés. Des expériences réalisées sur des souris ont montré que le jeûne intermittent contribue à une augmentation de l'espérance de vie. Cela est dû au fait que le corps utilise moins d'énergie et que les organes sont soumis à moins d'usure. Prolonger sa vie est certainement un avantage qui mérite d'être pris en compte. Un aspect métabolique supplémentaire stimulé par le jeûne intermittent est celui des processus cognitifs. Une alimentation excessive ou incorrecte provoque des sensations désagréables et, dans de nombreux cas, peut vous faire vous sentir lourd, lent, même au niveau mental : vous êtes fatigué, distrait, peu réactif. C'est parce qu'une quantité importante d'énergie est redistribuées aux organes dédiés à la digestion, ce qui en laisse moins pour le cerveau. Le flux sanguin en est un exemple. En outre, l'effet purifiant du jeûne intermittent permet de rafraîchir, pour ainsi dire, même les parties du corps consacrées au raisonnement et à l'exécution d'actions.

Effets sur le métabolisme

L'un des plus grands doutes qui se pose lorsque l'on évoque le jeûne, concerne probablement ces effets sur le métabolisme: n'y aura-t-il pas des ralentissements? Le jeûne intermittent, effectué de la bonne manière, ne nuit pas au métabolisme. L'erreur que beaucoup de gens font, quand ils essaient de perdre du poids, est d'augmenter considérablement le déficit calorique, trop rapidement. Ils finissent alors par craquer et compenser avec un excès de calories. Ce faisant, le métabolisme réduit considérablement ses performances. Le jeûne intermittent permet d'éviter cet effet dérangeant et nocif pour le corps, en stimulant au contraire le métabolisme, en le réactivant et en le faisant fonctionner efficacement.

Réduction des fringales

Une pensée qui effraie ceux qui commencent le jeûne intermittent est celle des inévitables fringales. Après être resté longtemps sans manger, lorsque vous vous retrouverez devant un morceau de chocolat, vous aurez certainement envie de le dévorer en quelques secondes ! Vrai ? Pas vraiment. Sur le long terme, le jeûne intermittent aide à réguler la sensation de faim et à développer un appétit sain et gérable pour les aliments riches en nutriments et en calories. En outre, vous remarquerez également que le désir de manger des sucreries diminuera, et vous pourrez enfin résister devant un dessert.

Effets sur la musculature

Un mythe répandu sur le jeûne est la perte de masse musculaire. On sait que le poids qui est perdu rapidement, au début, est composé de muscles, et non des graisses que vous voulez brûler. Cet effet se produit avec le jeûne mais c'est un effet métabolique transitoire que le corps met en place pour redémarrer le métabolisme de la meilleure façon. Nous allons essayer de vous donner un exemple sans trop entrer dans des détails de biochimie. Le muscle est constitué de protéines et fait partie des réserves de glycogène du corps (la réserve principale étant le foie). Lorsque l'on jeûne, le corps utilise une partie des protéines musculaires et du glycogène qu'il contient pour maintenir la teneur en énergie à laquelle il est habitué. En interrompant le jeûne, vous perdez une partie de la masse musculaire. Cependant,

en maintenant des périodes régulières de jeûne, le corps établira une nouvelle routine métabolique et ne dégradera plus les muscles pour produire de l'énergie. Il se contentera et fera bon usage de la nourriture qui lui est donnée dans les moments où vous arrêtez de jeûner. Vous obtiendrez un double effet positif.
Le jeûne intermittent peut même être utilisé pour augmenter la masse musculaire si vous faites du sport dans les étapes de jeûne, et que vous mangez plus tard un repas riche en protéines.

Avantages supplémentaires

Le jeûne intermittent augmente la production de sérotonine, l'hormone du bonheur. Dans les périodes de jeûne, vous vous sentez particulièrement heureux, vous n'avez pas particulièrement faim et n'êtes pas de mauvaise humeur. Comme nous l'avons dit, votre cerveau sera capable de se concentrer plus facilement. Vous remarquerez avec plaisir combien de temps votre corps peut rester sans nourriture, sans avoir de répercussions négatives. Vous retrouverez confiance en vous-même et surtout, la perception de votre corps sera plus saine, gérable et positive.

Les études actuelles ont montré que le jeûne intermittent peut diminuer la glycémie et avoir des effets positifs sur la sensibilité à l'insuline.

Comme si tous ces avantages ne suffisaient pas, en voici un autre, très important, qui concerne l'aspect psychologique. Le jeûne intermittent permettra à certains d'entre vous de se sentir libres ! Tout à fait ! Certaines personnes vivent la nourriture et l'acte de manger comme un véritable esclavage dont elles ne peuvent s'échapper. Nous parlons d'excès mais aussi de défaut de nourriture. Il y a ceux qui sont gourmands et ne peuvent pas arrêter de manger, et ceux qui sont effrayés par la nourriture. Nous sommes loin de proposer une solution aux troubles de l'alimentation, cependant, le jeûne intermittent peut vous aider à reprendre le contrôle de votre alimentation. Si vous vous trouvez dans une situation où la nourriture est une véritable dépendance ou un monstre auquel vous ne pouvez pas faire face, parlez à un spécialiste, un psychologue et envisagez d'utiliser le jeûne intermittent comme un outil pour reprendre le contrôle de la façon dont vous traitez la nourriture, la faim et la nutrition.

Le magicien des graisses

Nous avons choisi de garder l'aspect positif par excellence en dernier, pour réveiller en vous un soupçon de curiosité. Avons-nous réussi ?

Il existe de nombreuses méthodes pour perdrc du poids, et souvent, celles-ci nécessitent de grandes adaptations dans l'alimentation et prennent beaucoup de temps. Ce n'est pas le cas avec le jeûne intermittent. Il peut facilement s'intégrer dans votre vie quotidienne et se décline en plusieurs variantes, de sorte que chacun trouvera la méthode qui lui convient. Bien sûr, vous devez faire attention à votre alimentation et choisir des aliments sains, cependant, vous n'avez pas à cuisiner des recettes compliquées de régimes, renoncer complètement aux sucreries et changer entièrement le cours de votre journée.

S'il n'y a rien de si compliqué, comment se fait-il qu'il soit si efficace dans la combustion des graisses ?

Les régimes échouent si souvent parce qu'ils sont envisagés sur une période de temps limitée et donnent le sentiment que vous devez renoncer à quelque chose pour obtenir des résultats. Aussi, vous n'éprouverez jamais la sensation de satiété en suivant l'un de ces régimes. Pourquoi ? L'aspect psychologique est bien souvent sous-estimé. Pas étonnant si après quelques semaines, vous retrouvez rapidement vos vieilles habitudes ou reprenez quelques kilos.
La force du jeûne intermittent réside dans la guérison d'une partie psychologique submergée, cachée et non prise en compte par d'autres régimes.
La capacité de reprendre progressivement le contrôle de vos habitudes alimentaires et, surtout, de votre métabolisme, vous permet de poursuivre cette pratique pour une période de temps illimitée, en continuant ainsi à renforcer l'établissement d'une relation positive avec la nourriture et sa gestion externe (psychologique) et interne (métabolique).

Le jeûne intermittent, le magicien des graisses, fonctionne parce qu'il fait disparaître ce sentiment malsain de dépendance à la nourriture, remplaçant cette idée par le respect de la nourriture et du corps lui-même.

Les différents types et les nombreuses combinaisons de jeûne intermittent possibles facilitent cette transition. Chaque personne a un métabolisme unique et même si nous avons également de nombreux points en commun, penser qu'un régime unique puisse correspondre à tout le monde est bien arrogant. Pour cette raison, nous avons choisi de vous présenter plusieurs variantes, afin que le jeûne intermittent puisse offrir un maximum de ses avantages au plus de lecteurs possible.

Les variantes

16:8

La variante 16:8 est souvent la préférée de beaucoup de gens, car elle peut être facilement intégrée dans la vie quotidienne de chacun. Elle est également connue sous le nom de *Leangains*. La période de jeûne, dans cette variante, est de 16 heures. Pendant les 8 heures restantes de la journée, il est permis de manger. Cela fonctionne particulièrement bien pour les personnes qui n'ont jamais faim pour le petit déjeuner lorsqu'elles se lèvent, et mangent donc régulièrement tard dans la matinée. Par exemple, ceux qui mangent leur premier repas à 9 heures devraient avoir fait le dernier avant 17 heures. Évitez de petit-déjeuner n'a de sens que si vous faites partie de ces personnes qui n'ont pas besoin de manger quoi que ce soit le matin. Sinon, c'est votre vie entière que vous compliquerez, pas seulement la mise en place du jeûne.

La méthode Leangains fonctionne bien parce que la période de jeûne est couverte en grande partie par les heures de sommeil. Ceux qui ont fait leur dernier repas à 19 heures n'iront pas au lit affamé et pourront brûler les graisses pendant les heures suivantes, pratiquement sans rien faire.

Une autre variante légèrement différente est celle du 18:6. Elle fonctionne de la même manière, seulement, dans ce cas, vous pouvez manger pendant seulement six heures. Ce timing est bien sûr plus difficile et ne convient pas nécessairement aux débutants. Vous pouvez commencer par le 16:8 puis progresser vers le 18:6.

Combien de temps doit-on garder ce rythme ?

Au début, vous pouvez pratiquer le jeûne 16:8 quatre à cinq jours par semaine. De cette façon, vous pourrez observer vos réactions et apporter des améliorations si nécessaires. Puisque cette méthode est facilement applicable, vous pouvez continuer à jeûner autant que vous le souhaitez.

Exemple de programme

Heure des repas entre 10h et 18h ; période de jeûne de 18h à 10h le lendemain matin.

Buvez un café noir ou un expresso entre le moment où vous vous réveillez et le premier repas. Cela stimule le métabolisme tôt le matin. Ceux qui n'aiment pas le café peuvent tout aussi bien boire un thé noir.

10: 00: Premier repas. Pour commencer la journée avec beaucoup d'énergie, nous recommandons un petit-déjeuner composé de deux tiers de protéines et un tiers de glucides .

(par exemple un yogourt avec des fruits et des flocons d'avoine).
13: 00: Pour maintenir un approvisionnement énergétique optimal, des protéines, des graisses et des glucides devraient se trouver dans votre assiette. Mais là encore, les protéines devraient constituer la majorité de votre repas. Vous pouvez faire revenir de la viande maigre ou du poisson dans de l'huile d'olive et accompagner ces protéines de légumes et de pommes de terre. Comme dessert, choisissez ce que vous voulez.

16: 00: Nous recommandons une collation saine avec de nombreux nutriments, comme un sandwich de pain complet à l'avocat et au thon (naturel, sans huile).

17: 30: Vous devez consommer votre dernier repas au cours de la prochaine demi-heure. Il doit être assez copieux pour vous rassasier pendant une longue période. Par exemple une omelette de légumes avec du pain.

À partir de 18h, vous commencez à jeûner. Ceux qui sont habitués à prendre des collations peuvent boire du bouillon de légumes. Le bouillon fournit une grande quantité de micronutriments, réchauffe et donne à l'estomac une sensation de satiété.

Nous avons ainsi pris en compte tous les repas les plus importants de la journée, et nous avons pris soin d'ingérer suffisamment de nutriments et de calories pour que le corps puisse consommer des réserves de graisse pendant la période de jeûne. Avec ce programme, en fin de semaine, vous aurez déjà créé un déficit calorique qui conduira à une perte de poids, sans même avoir souffert de la faim.

Le principe des 4 heures

Dans cette variante, vous pouvez consommer de la nourriture toutes les quatre heures (bien sûr, pendant la nuit, vous devriez dormir plutôt que de régler votre réveil sur 3 heures du matin pour prendre une collation). Au lieu de prendre votre déjcuner en une fois, vous pouvez, par exemple, le diviser en deux portions, et manger la deuxième partie après quatre heures. Vous pouvez préparer sans soucis un déjeuner copieux, sans avoir à tout manger pendant le repas, car vous en laissez une partie pour la fois suivante. Pendant les périodes de jeûne, le corps brûle facilement les graisses car aucune nourriture supplémentaire n'est consommée entre les repas.

Combien de temps doit-on garder ce rythme ?

Limitez-vous d'abord à trois jours, de manière à comprendre quels sont les repas importants pour vous et à quelle heure les manger. Essayez de comprendre si vous avez besoin d'une collation entre le déjeuner et le dîner, ou si vous devez préparer un repas plus copieux. Lorsque vous aurez découvert le rythme qui vous convient le mieux, vous pourrez utiliser sereinement cette variante du jeûne pendant une semaine.

Exemple de programme

08: 00: ceux aiment le petit déjeuner peuvent s'en donner à coeur joie: prenez des glucides sains ainsi que de nombreuses protéines.

12: 00: c'est l'heure du déjeuner!

16: 00: s'il vous reste quelque chose du déjeuner, vous pouvez le manger à ce moment-là. Sinon, préparez une collation saine et riche en énergie. Évitez tout ce qui contient beaucoup de sucres et de graisses saturées.

19: 30: vous devrez prendre votre dernier repas au cours de la prochaine demi-heure.

Si vous allez dormir dans les deux ou trois heures suivant le repas, ne mangez pas trop, autrement le système digestif se retrouverait à travailler trop intensément.

Le prochain repas est le lendemain matin à 8: 00.

5:2

Avec la méthode 5:2, vous jeûnez toute la journée, mais seulement certains jours de la semaine. 5 jours par semaine, vous mangez normalement. Les jours restants, les femmes devraient se limiter à 500 calories par jour, et les hommes à 600 calories par jour. En général, vous ne jeûnez pas complètement, car des aliments très faibles en calories sont consommés. Cette règle doit être appliquée pendant les deux jours de jeûne.
A vous de choisir les jours de la semaine pendant lesquels vous préférez jeûner. Il n'est cependant pas recommandé de choisir deux jours d'affilée. Dans cette variante, ce

sont surtout les débutants qui développent une forte sensation de faim et qui finissent par manger davantage le lendemain du jeûne. Alternez les jours de jeûne avec des jours durant lesquels vous ingérez une quantité normale de calories. Cette étape est importante pour le métabolisme, pour qu'il continue à fonctionner harmonieusement.
Pendant les jours de jeûne, il est nécessaire de choisir soigneusement les aliments que vous consommez. Concentrez-vous sur les viandes maigres, les céréales entières et les légumes. Il est permis de consommer des sucreries (avec modération) pendant les jours de régime calorique normal.
Vous brûlerez rapidement des graisses sans même avoir l'impression d'être au régime. Certes pendant deux journées entières, vous devez faire des efforts pour manger moins, mais le reste du temps, vous mangez normalement. À la fin de la semaine, vous aurez créé un déficit calorique qui vous permettra de perdre du poids efficacement. Avec cette méthode, il y a un risque de

consommer plus que la normale pendant les jours où vous ne jeûnez pas : vous devrez donc faire très attention aux calories consommées pendant les périodes de jeûne. Il est crucial de garder le nombre de calories en dessous de 500 pour les femmes et de 600 pour les hommes.

Combien de temps doit-on garder ce rythme ?

Essayez d'abord sur 1 ou 2 semaines. Lorsque vous aurez déterminé quels sont les jours qui vous conviennent le mieux, vous pourrez continuer sereinement aussi longtemps que vous le jugez nécessaire.

Exemple de programme

Pendant les jours normaux, vous pouvez manger ce que vous aimez le plus. "Normal" signifie que vous devez rester 100 - 200 calories en dessous de votre bilan énergétique quotidien (nous allons approfindir ce sujet dans les chapitres suivants). Vous pouvez choisir de pratiquer un sport d'endurance ou de réduire la quantité de nourriture. Mais dans les deux cas, vous devrez vous assurer que la quantité de calories brûlées est supérieure ou que la quantité de calories ingérées est inférieure. Ce sont deux méthodes efficaces, mais n'en faites pas trop : une augmentation excessive

du déficit calorique peut être quelque chose de difficile à gérer sur la durée.
Assurez-vous de manger des aliments sains et de mettre de côté les sucres et les graisses nocives.

Pendant les jours de jeûne

Le matin : le café noir permet de donner de l'énergie sans trop de calories. Buvez-le un quart d'heure avant de prendre votre petit déjeuner. De cette façon, vous réduirez la sensation de faim. L'avantage des aliments riches en protéines est qu'ils permettent de manger davantage, sans dépasser la limite calorique, par opposition aux aliments riches en glucides. Gardez les glucides pour le repas de la journée qui est le plus important pour vous. Pendant les jours de jeûne, il est important d'éliminer complètement les aliments sucrés, afin de ne pas atteindre la limite calorique trop rapidement, sans avoir obtenu l'énergie et les nutriments nécessaires.

Pour atteindre 500-600 calories, il est plus efficace de faire un ou deux gros repas que beaucoup de petits repas répartis sur toute la journée.
Conseil : pendant la variante 5:2, il est préférable d'éviter de faire du sport pendant les jours de jeûne.

Le régime du guerrier

Cette forme de jeûne est une sorte de retour aux racines, au passé. Le but est de manger comme les guerriers sauvages du passé : un grand repas le soir dans un laps de temps illimité, puis aller dormir relativement tôt et continuer à jeûner jusqu'au lendemain soir. Bien sûr, vous pouvez prendre le repas à l'heure que vous préférez et qui vous convient.

Combien de temps doit-on garder ce rythme?

Le régime du guerrier est un style de vie qui convient aux athlètes et aux culturistes. Ceux qui parviennent à suivre le régime du guerrier tous les jours sans freiner leurs performances peuvent le pratiquer sereinement pendant une longue période. Les débutants devraient se limiter à 1 - 2 jours par semaine et augmenter progressivement en fonction de leurs besoins, mais sans exagérer.

Exemple de programme

Le repas doit être très copieux. Il commence par une entrée (une salade), suivie d'un plat de résistance (par exemple de la viande avec des légumes) accompagné de glucides sains et pour terminer, un dessert. Le temps consacré au repas doit être important. La durée recommandée est de 4 heures. Manger rapidement trois ou quatre plats en 20 minutes n'est pas sain pour le corps. Prenez assez de temps pour ces repas, mâchez longuement et profitez de chaque bouchée. Vous pouvez vous servir abondamment, mais sans exagérer, surtout sur les desserts. Le corps doit ingérer suffisamment de calories pour y avoir accès pendant la période de jeûne.

Si la faim devenait trop intense, il est recommandé de manger une collation riche en protéines. Quelques noix, un morceau de poisson, un avocat : quelque chose qui vous fournira rapidement de l'énergie et ne limitera pas trop l'élimination des graisses.

La meilleure méthode

Toutes les méthodes de jeûne intermittent peuvent fonctionner. Ce n'est qu'en essayant que vous pourrez rapidement comprendre laquelle vous convient le mieux. Ceux qui connaissent déjà bien leur métabolisme peuvent déjà avoir une idée plus précise de ce qui leur conviendra.

En principe, pour les débutants, nous recommandons de commencer par la variante 16:8 ou le principe des 4 heures. Ces deux variantes peuvent facilement s'intégrer dans la vie quotidienne de chacun.

Lorsque vous vous serez familiarisé avec ces programmes de jeûne, vous pourrez essayer les autres et déterminer lequel vous préférez.

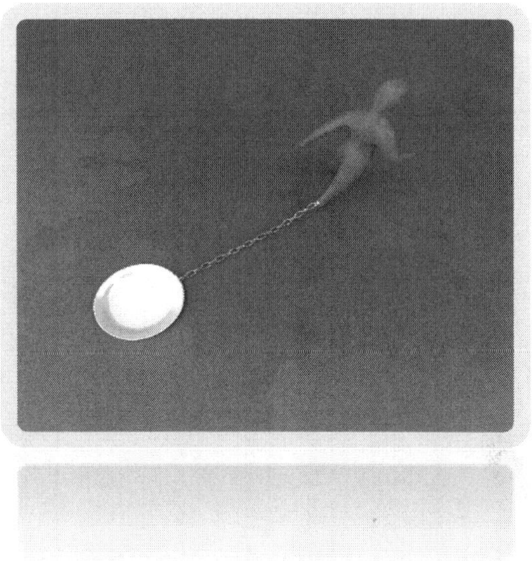

Se préparer à jeûner

Tout le monde peut jeûner à une condition : être en excellente santé. Si vous êtes malade ou que vous avez récemment souffert d'une maladie, attendez un certain temps avant de changer vos heures de repas et de révolutionner votre mode d'alimentation. En outre, le jeûne intermittent n'est pas recommandé pour les diabétiques et les femmes enceintes. Les variations métaboliques qui se produisent dans le corps sont très intenses et en cas de grossesse ou de diabète, elles peuvent présenter une certaine imprévisibilité qu'il vaut mieux éviter. En outre, les femmes qui attendent un enfant doivent réfléchir et manger pour deux ! Pendant la grossesse, les nutriments doivent également être donnés à l'enfant et il n'est pas question de le priver de substances précieuses pour sa croissance.

Encore une fois, nous profitons de cette occasion pour vous dire combien il est important de parler à un spécialiste et à votre médecin. Dans certaines conditions médicales spécifiques, le jeûne doit être évité ! Avant de vous lancer dans cette puissante révolution alimentaire, parlez à ceux qui seront en mesure de vous donner toutes les informations.

Eau et liquides

L'hydratation est un aspect fondamental du métabolisme du corps humain, et l'eau est fondamentale pour la vie. Lorsque vous jeûnez, vous ne devez pas vous priver d'eau : buvez au contraire beaucoup.

Nous parlons de l'eau, car c'est le liquide idéal pour votre bien-être. Les boissons gazeuses et l'alcool sont une source indésirable de sucres, de calories et de substances nocives pour le corps et doivent être évitées. Nous savons à quel point il est difficile de renoncer à une bonne bière entre amis ou à un bon verre de vin. Et si vous ne pouvez vraiment pas vous en passer, évitez au moins de boire de l'alcool pendant les périodes de jeûne. C'est différent pour les boissons gazeuses : essayez de les éliminer complètement!

Vous avez probablement passé de nombreuses années de votre vie à boire des boissons sucrées et nous ne vous blâmons pas pour cela. Nous savons à quel point il

peut être difficile de les éliminer de l'alimentation. Une suggestion que nous vous donnons est de les remplacer par du thé ou des tisanes sans sucre. Ces boissons peuvent être consommées même froides, surtout en été, comme substitut aux boissons gazeuses.
Un autre super allié dans ce régime est le bouillon. Boire un bon bouillon est un super moyen pour reconstituer les liquides, les sels minéraux et les nutriments à tout moment de la journée. Vous pouvez en préparer quelques litres et le stocker dans le congélateur. De cette manière, vous pourrez le décongeler et le boire quand vous le voulez. Choisissez les légumes que vous aimez le plus et préparez-vous un bouillon savoureux et riche en nutriments.
La limonade peut également être un atout dans votre alimentation, ce qui est important est de ne pas y ajouter de sucre. Tout ce que vous avez à faire, c'est de presser quelques citrons dans 5 litres d'eau pour obtenir une boisson agréable. Sa saveur rafraîchissante

remplacera facilement toutes les boissons que vous êtes habitué à consommer.
Les boissons de cette liste peuvent être bue à volonté (à part l'alcool).

Se simplifier la vie

Très souvent, les régimes et les changements de style alimentaire ont tous une chose en commun : le fait de compliquer la vie de ceux qui essaient de perdre du poids. Das le cas du jeûne intermittent, la clé est sa simplicité.

Comme vous l'avez vu dans les programmes précédents, l'accent est mis sur l'utilisation du temps plutôt que sur le choix de la nourriture. C'est une grande aide d'un point de vue psychologique et vous en verrez les avantages au fil du temps. Savoir que vous n'avez pas à renoncer à votre plat préféré, mais simplement attendre le bon moment pour le déguster est un attribut qui vous aidera à supporter le jeûne et à garder une forte motivation. De plus, vous n'aurez jamais à passer des journées entières sans manger et c'est essentiel pour ne pas souffrir et céder à la tentation.

D'un point de vue strictement nutritionnel (ce qui n'a rien à voir avec le jeûne), vous devriez préférer des aliments sains, riches en nutriments de qualité. Ce changement de régime est fondamental pour plus d'une raison, encore une fois, la première étant de vous simplifier la vie! Choisir des aliments sains, saisonniers et de qualité rend les plats plus sains et nous savons tous combien il est plus facile de renoncer à un plat sain (comme d'excellents légumes) que de mettre de côté une portion de frites. Vous jeûnerez plus facilement et amplifierez les effets du jeûne. Il y a une autre raison, beaucoup plus intuitive. Les aliments riches en matières grasses et en sucres, préemballés, pleins de conservateurs et de pesticides représentent un risque pour la santé. Le jeûne intermittent peut avoir des résultats même si vous continuez à ingérer des aliments malsains lorsque vous vous mettez à table. Cependant, les éliminer fera deux fois plus de bien à votre corps.

Faim ou envie de manger ?

Avec le jeûne intermittent, vous ne mourrez pas de faim. Cependant, au début, ça peut être un véritable défi, surtout pour ceux qui sont habitués à grignoter et manger des collations tout au long de la journée. Ces personnes ressentiront un certain manque pendant les périodes de jeûne. Mais est-ce vraiment de la faim ? Pensez-vous vraiment qu'après un déjeuner copieux, à 15h30, le corps a déjà besoin d'un cornet de frites ou d'une pause dans la pâtisserie du coin ? Et pourtant, il est parfois plus facile de supporter la "vraie faim" quelques heures de plus, que de renoncer à cette délicieuse collation en dehors des horaires autorisés. Pourquoi ?

Comme cela arrive souvent lorsque le corps nous envoie des messages ambigus, tout est la faute de notre cerveau. Dans ce cas, il faut distinguer deux types de "faim". Et oui, il existe la "vraie" faim et la faim hédoniste.

La "vraie" faim est ce que nous ressentons quand nous restons longtemps sans manger et que le corps nous envoie des messages clairs et directs au niveau métabolique : il est temps de manger quelque chose ! N'importe quoi ! Des légumes, des pâtes, de la viande, des produits laitiers ... tout, du moment que vous vous mettez quelque chose sous la dents . C'est un sentiment de faim que nous ne ressentons pas souvent, précisément parce que nous avons la possibilité de l'endormir immédiatement, compte tenu de la disponibilité continue de nourriture que nous avons. Avec la faim hédoniste, les choses se compliquent.

La faim hédoniste est liée au plaisir de manger un certain type de nourriture. Cela peut être un dessert, un aliment salé... Dans tous les cas, il s'agit d'un désir pour un certain type de nourriture, qui n'est satisfait que lorsque vous parvenez à le manger. Ce type de faim est dirigée par le plaisir et transmet une voie communicative et métabolique autre que la “vraie” faim.

Lorsque vous ressentez ce type de faim, vous êtes focalisé sur quelque chose, vous voulez un aliment en particulier et des dépendances alimentaires peuvent survenir, liées à une profonde satisfaction lorsque vous pouvez accéder à cette nourriture. Si vous ne pouvez pas manger ce qui vous fait envie, vous ressentez un sentiment d'insatisfaction. Vous risquez de manger de grandes quantités de nourriture même si votre estomac est déjà plein. Un exemple classique est le dessert à la fin du repas. Avez-vous assez mangé ? Peu importe : la vue ou même juste la pensée d'une belle portion de votre dessert préféré est capable d'activer la faim hédoniste et de vous faire manger à nouveau, même si votre estomac n'en peut plus!

Il n’est pas nécessaire d'expliquer pourquoi il s'agit d'un problème pour votre régime.

Le jeûne intermittent va travailler sur ces deux types de faim. Pour faire simple, il agit et élimine la faim hédoniste, qui apporte des calories inutiles, en s'assurant que la "vraie" faim arrive à des moments où elle peut être satisfaite, ce qui vous attire vers des aliments sains.

Les écarts sont-ils autorisés ?

Bien sûr, ils sont autorisés et dans tous les cas, ils sont parfois difficiles à éviter. Si vous avez organisé un dîner d'affaires pour 20 heures et que vous deviez arrêter de manger à 18h, vous n'allez tout de même pas gâcher la fête. Les jours de repos peuvent améliorer votre humeur, mais ils ne doivent pas être une constante : un écart doit être quelque chose d'exceptionnel.

Il est important que, pendant la période initiale, vous soyez très discipliné, autrement, après quelques jours, vous risquez de retomber rapidement dans vos vieilles habitudes. Après deux ou trois semaines, vous serez habitué à vos périodes de jeûne et vous pourrez vous permettre des écarts. En tout état de cause, comme vous l'avez constaté dans les programmes que nous vous avons décrit, il y a plus d'un moyen de réduire les écarts. Assurez-vous que le jeûne soit aussi régulier que possible.

Conseils utiles

Bien que le jeûne intermittent trouve sa force dans sa simplicité, nous avons décidé de vous donner une série de conseils pour rendre ses avantages durables, faciliter votre régime et maximiser les résultats.
Ce sont des conseils qui peuvent être très utiles même en dehors du jeûne intermittent, mais qui, combinés à cette pratique, le rendent vraiment puissant.

Boire beaucoup

Ne sous-estimez pas les besoins quotidiens en liquides de votre corps. Même si vous êtes quelqu'un qui, jusqu'à présent, buvait peu,

pendant la période de jeûne, vous pourriez ressentir la soif plus souvent. Si, pendant les heures de jeûne, vous ne buvez pas assez d'eau et manquez d'électrolytes, vous pourriez avoir des maux de tête et des vertiges. Maintenez un bon taux d'hydratation et essayez de boire au moins 2,5 litres d'eau par jour. Il s'agit là d'une quantité quotidienne moyenne, mais en fonction de votre corpulence, ce besoin peut être différent. Une fille très mince boira surement moins d'eau qu'un athlète d'1m90... Disons que les besoins varient de 2 à 3 litres par jour.
Boire beaucoup d'eau vous permettra de moins ressentir la faim dans les moments de jeûne, d'être toujours concentré, actif, purifié, et les effets s'étendront même à votre humeur.

Le sérieux...

Ceux qui ont déjà essayé de perdre du poids savent à quel point il est difficile de garder la motivation, surtout s'il y a des événements imprévus : une invitation à dîner, une fête d'anniversaire, un barbecue... L'exception devient rapidement une règle et cela risque de ruiner vos plans et de vous forcer à tout recommencer.

Bien sûr, il y a des événements importants auxquels vous ne pourrez pas renoncer. Vous pouvez certainement faire un écart le jour du mariage d'un ami et manger un repas copieux. Dans tous les autres cas, le jeûne doit être la priorité ! Toutes les occasions qui ne sont pas uniques en leur genre peuvent être reportées à plus tard. À l'avenir, vous pouvez cuisiner et manger chez vous, puis retrouver vos amis et collègues plus tard. Vous pouvez aussi proposer un moment qui coïncide avec l'heure de fin du jeûne. Dans ce cas, vous pourrez joindre l'utile à l'agréable : pas mal!

Nous vous conseillons aussi d'expliquer votre programme de jeûne dans vos relations avec votre partenaire et dans votre famille. Les repas en famille pourront par exemple être organisés de manière à tomber en dehors de vos périodes de jeûne. Il serait dommage de renoncer aux repas conviviaux passés avec des êtres chers. Cela permettra également d'éviter que l'on vous offre un repas ou une collation lors d'un moment de jeûne, même si c'est fait de bonne foi.

... mais n'exagérons pas !

Le jeûne à intervalles doit être consacré à une partie de la journée. Cela ne signifie pas que vous devez y penser en permanence. Si vous vérifiez l'horloge toutes les cinq minutes pour savoir quand est le prochain repas, vous allez vous créer du stress et de la frustration. La faim peut venir lorsqu'on pense constamment à la nourriture, en particulier la faim hédoniste. Vous devriez éviter de feuilleter les recettes et de planifier vos prochains plats pendant les heures de jeûne. Restez concentré sur le travail ou les activités que vous effectuez. Le moment du repas arrivera en un éclair.

Soyez patient !

Bien que le jeûne intermittent soit en soi une méthode facile et rapide pour perdre du poids et aborder un mode de vie sain, l'adaptation n'est pas facile pour tout le monde. Il faut un certain temps pour apprendre à reconnaître la “vraie” faim de la faim hédoniste et encore plus de temps pour apprendre à la gérer.

Prenez votre temps et découvrez d'abord quelle méthode de jeûne vous convient le mieux. Ne vous obstinez pas à suivre une méthode si vous n'arrivez pas à l'intégrer dans votre journée, même après diverses tentatives. Essayer fait partie du processus, l'important est d'éviter la frustration. Si vous avez chaque jour une envie soudaine de manger une collation en dehors des heures de repas, toujours à la même heure, et avec une grande intensité, peut-être qu'il est temps d'essayer un jeûne intermittent avec différentes plages horaires. Écoutez votre corps.

Après une période de jeûne intermittent prolongée, votre sensation de faim se stabilisera de plus en plus. Soudain, les sucres, les graisses et les glucides ne vous tenteront plus autant. Lorsque vous prendrez un jour de repos, vous n'arriverez plus à manger les mêmes quantités de nourriture qu'autrefois, et le désir de vous goinfrer diminuera également de plus en plus. Commencez par de petites étapes.

Le sport

Pratiquer une activité sportive est un aspect fondamental pour le bien-être du corps et vous ne devriez jamais y renoncer. Consacrez du temps à faire du sport, faites une grande promenade si vous ne vous sentez vraiment pas (encore) sportif.

Les jours où vous faites du sport, les repas peuvent contenir davantage de glucides (de préférence de bonne qualité) sans vous soucier des conséquences sur le jeûne : cela ne vous fera pas de mal de toute façon. Comme nous l'avons déjà dit, le corps est capable de gérer ses propres énergies et de mener des activités qui demandent de la force, même dans des conditions de jeûne.

Tout ce que vous avez à faire, c'est d'organiser et de choisir les moments de jeûne afin qu'ils correspondent bien avec votre activité sportive. Assurez-vous que les moments consacrés aux repas sont éloignés de ceux pendant lesquels vous faites du sport. Ces derniers, d'autre part, se superposent parfaitement aux moments de jeûne. L'idéal est de prendre le repas quelques heures avant l'activité sportive, en programmant le repas suivant immédiatement après le sport. Rappelez-vous que les protéines aideront à restaurer le tonus musculaire, qui peut être légèrement affaibli dans les premiers stades du jeûne intermittent.

Mangez lentement

Consacrez assez de temps aux repas. De manière générale, il est mauvais d'avaler un repas en quelques minutes. Mâchez les aliments lentement et sans hâte. Cela simplifie le processus de digestion.

Consacrer du temps aux repas favorisera la sensation de satiété, même lorsque les portions sont réduites.

20 minutes est généralement une durée idéale pour se sentir rassasié, même si l'assiette n'était pas pleine.

Appréciez vos repas

Nos ancêtres étaient heureux de pouvoir manger ce que la nature proposait. Aujourd'hui, nous pouvons consommer les aliments que nous aimons le plus et si l'on ne peut pas manger ce que nous avons en tête, nous ne nous sentons pas satisfaits, jamais rassasiés. Cette faim hédoniste, comme nous l'avons dit, est très mauvaise pour la santé.

Cuisinez vos plats avec soin et choisissez des ingrédients que vous aimez vraiment. Il peut être utile de faire des courses pour plusieurs jours afin d'avoir à disposition les principaux ingrédients pour cuisiner ce qui vous fait envie.

Anticipez

Préparez vos repas à l'avance. La période de jeûne est terminée et vous pouvez maintenant prendre votre petit-déjeuner. Malheureusement, vous n'avez plus le temps de préparer quelque chose de bon... C'est un gros problème ! Souvent, dans ce cas, vous vous tournez vers des pâtisseries et des aliments sucrés, vous achetez un pain au chocolat chez le boulanger : tout cela parce que vous n'aviez pas le temps de préparer un petit-déjeuner sain. Préparez avec soin vos repas en avance : vous serez ainsi toujours à l'heure lors du repas, et vous aurez facilement accès à des aliments sains que vous aimés.

Lavez-vous les dents

Si vous avez vraiment envie de quelque chose de sucré, il n'est pas forcément nécessaire de boire de l'eau ou du thé. Comme nous l'avons déjà dit, derrière le désir de sucreries se cache souvent la faim hédoniste et non la faim “réelle", avec sa recherche d'aliments et de nutriments sains. Une faim soudaine peut alors être facilement supprimée, par exemple, en se brossant les dents. Avec une bouche propre et un goût frais, vous perdez l'envie de manger du chocolat et d'autres bonbons. Cette petite astuce agit sur le plan psychologique et nous permet de ”tromper " pour ainsi dire notre perception de la faim. Habituellement, vous vous brossez les dents après avoir mangé, lorsque la sensation de faim est minime. Se brosser les dents lorsque vous ressentez une sensation de faim vous permet de l'atténuer de manière naturelle, et les effets sont particulièrement notables lorsqu'il s'agit de faim hédoniste.

Gardez la motivation

Tôt ou tard, vous vivrez un moment difficile, même pendant le jeûne intermittent. A ce moment-là, il peut être difficile de rester motivé, mais ce n'est pas impossible.

Si la faim atteint un point où vous n'arrivez plus à pcnscr à autrc chosc quc dc mangcr, faites-le, mais avec modération. Faites une collation saine, mangez lentement et avec plaisir. Si vous pouvez, buvez une grande tasse de bouillon ou mangez des légumes verts. Ces aliments vous permettent d'atténuer la faim en apportant un très petit nombre de calories : idéal pour étancher une irrésistible sensation de faim. Dans tous les cas, nous parlons bien d'un moment vraiment difficile où la nourriture devient irrésistible, et non d'une petite fringale.

Dès que la sensation de faim disparaît de la tête et de l'estomac, vous devez arrêter de manger. Votre but est d'enseigner au corps qu'il n'y a pas de risque de mourir de faim. La nourriture sera bientôt disponible, et le métabolisme doit s'habituer à un certain rythme. La sensation de faim disparaît tôt ou tard d'elle-même, mais vous ne devriez pas arriver au point de vous évanouir. Comme nous l'avons dit, nous parlons d'une situation où vous risquez de vous sentir mal... Vous devez éviter ce genre de situations.

Si vous avez déjà succombé à une fringale pendant votre période de jeûne, rassurez-vous, cela peut arriver. Ne soyez pas démoralisé parce que vous avez mangé un cookie. La plus grande erreur que beaucoup de gens font quand ils travaillent dur sur un changement, c'est de jeter l'éponge à la première difficulté. Les sorties de route doivent être considérées comme telles et bien qu'une petite collation puisse ralentir l'élimination des graisses, ce n'est pas la fin du monde.

Cela nous amène à un autre conseil pour rester motivé : dites-vous que cela n'en valait souvent pas la peine. Le plaisir du goût se termine au moment où vous prenez la

première bouchée, après quoi la collation ne vous apporte rien d'autre qu'un sentiment de déception. Réfléchissez à deux fois la prochaine fois que vous voulez manger quelque chose de sucré.
Pour garder la motivation sur le long terme, il est nécessaire de comprendre les erreurs du passé dans le processus de jeûne et de savoir comment les prévenir, par exemple, en changeant le type de jeûne pratiqué.

Les complices

Il est également utile de chercher quelqu'un pour vous soutenir. Si personne dans votre entourage ne veut jeûner avec vous, vous pouvez toujours demander à quelqu'un de garder un œil sur vous et de vous rappeler vos objectifs, l'engagement que vous avez fait. Certains amis téméraires pourraient même décider de commencer le régime avec vous ! Soyez motivé par le succès des autres et échangez avec eux des trucs et astuces pour rester motivé. En parlant à d'autres personnes qui jeûnent, vous pourriez comprendre comment améliorer votre manière de faire et mettre le doigt sur vos faiblesses.

Des aliments sains

Dans les pages précédentes, nous avons souvent évoqué les aliments sains, mais qu'est-ce que cela signifie ?

Dans les pages suivantes, nous avons recueilli une série d'informations pour vous aider à réunir sur votre table des aliments sains, afin de maximiser les effets du jeûne intermittent.

Il serait illusoire de penser que vous pouvez perdre du poids en mangeant de grandes quantités de sucre, de glucides et de graisses pendant les moments où vous ne jeûnez pas. Cependant, ce sont aussi des catégories d'aliments dont notre corps a besoin. Il est important de les ingérer de manière correcte, dans les bonnes formes et au bon moment.

Bien sûr, de temps en temps, vous pouvez également manger des sucreries ou dîner dans un restaurant offrant un buffet à volonté, à condition que votre alimentation quotidienne soit saine et structurée. Mais cela pourrait ne pas être si simple.

Même si de nouveaux aliments super sains arrivent continuellement sur le marché, il y a de plus en plus de pièges et de faux mythes à démystifier. Avoir une alimentation saine n'est pas si compliqué, mais vous devez, pour cela, être conscient de ce que vous mettez dans votre assiette. L'important est de savoir quels sont les nutriments dont le corps humain a besoin, et quels sont ceux dont il peut se passer. Voyons donc plus précisément quelles sont les composantes essentielles d'une bonne alimentation, en distinguant les micro et les macronutriments.

Les macronutriments

Protéines

Sans protéines, vous n'iriez pas loin et, à l'exception des personnes souffrant de certaines conditions médicales spéciales, nous n'en mangeons jamais trop! La quantité quotidienne recommandée est de 0,9 grammes par kilogramme de poids. Mais cette valeur n’est généralement pas atteinte. Le métabolisme, la régénération cellulaire et de nombreuses autres fonctions importantes du corps humain ne pourraient pas fonctionner sans protéines. Pour augmenter la masse musculaire, un apport protéique adéquat est nécessaire et lorsque vous voulez perdre du poids, il est recommandé de suivre un régime dans lequel vous ingérez plus de protéines que de glucides ou de graisses.

Il faut cependant préciser qu'il y a protéines et protéines...

La première distinction, la plus connue, concerne les protéines animales et les protéines végétales. Certains légumes peuvent en effet aussi être une source de protéines. Le tofu en est un exemple, et les légumineuses sont parmi les sources les plus connues de protéines végétales. Tous les autres légumes contiennent également des protéines, mais leurs quantités et qualités sont loin d'égaler celles des légumineuses et du tofu, sans parler de celles d'origine animale. Ces dernières sont représentées par la viande, le poisson, les œufs, les produits laitiers et constituent une partie importante de notre alimentation : une partie qui devrait être gérée avec une grande attention.

Lorsque vous devez choisir des protéines pour vos repas, concentrez-vous sur des protéines saines, provenant d'une chaîne d'approvisionnement contrôlée et de sources durables. Le problème de la quantité croissante de protéines animales requise par le marché a un impact majeur sur la qualité des aliments commercialisés. Privilégiez toujours la qualité !

Les glucides

De manière générale, le corps humain n'a pas besoin de beaucoup de glucides pour survivre. A une époque, les aliments comme le pain, les pâtes et le riz étaient peu consommés, voire pas du tout. Cependant, au fil du temps, nous avons choisi d'utiliser les glucides comme source d'énergie primaire, ce qui a des répercussions sur notre corps, certains positifs et d'autres négatifs. Nous ne les traiterons pas dans ce livre, mais ils sont certainement intéressants à explorer. Même si pendant le jeûne intermittent, vous n'avez pas besoin de modifier grandement votre menu quotidien, nous vous conseillons de réduire les quantités de glucides ingérées. Essayez de vous approcher d'un niveau de sucre à 0, en particulier ceux contenus dans les sodas et les collations diverses. Optez pour des grains entiers et des farines peu transformées.

Pour entrer un peu plus dans les détails, il existe trois types de glucides : les monosaccharides, les disaccharides et les

polysaccharides, également connus sous le nom de sucres simples, doubles et complexes.
Les monosaccharides sont composés d'une seule molécule, et de nombreuses substances contre lesquelles nous sommes souvent mis en garde appartiennent à cette catégorie : le glucose, le fructose et le galactose. Nous devons éviter de les consommer car ils donnent une charge d'énergie à court terme et ne fournissent pas de nutriments essentiels. Les quantités excédentaires sont stockées et contribuent à l'augmentation des graisses. Les sucres simples servent de composant essentiel pour d'autres types de sucres.
Dans les disaccharides, nous trouvons principalement le sucre commun (saccharose), qui se trouve aussi dans les fruits et les bonbons. Ces sucres ne sont pas sains non plus (mais les fruits et ses vitamines le sont bien sûr !).
Le corps les consomme un peu plus lentement que les sucres simples, mais ils ne

donnent pas de sentiment de satiété. Les monosaccharides et les disaccharides finissent rapidement dans le sang et sont la cause du gain de poids lorsqu'ils sont consommés en grande quantité.

Ce sur quoi vous devriez vous concentrer pendant le jeûne sont les polysaccharides, également connus sous le nom de sucres lents. Ils contiennent beaucoup de nutriments, de fibres alimentaires et assurent une sensation durable de satiété. Les légumes, certains types de fruits, ainsi que les pommes de terre et les flocons d'avoine sont particulièrement riches en glucides complexes. Dans ce cas, les pâtes complètes et le riz complet sont très importants.

De ce que nous venons de dire, découle un fait important : la graisse est créée non seulement avec les graisses, mais surtout par la consommation de sucres rapides. Essayez d'augmenter la consommation de sucres complexes dans votre alimentation, en remplaçant notamment les produits à base de farine blanche par de la farine complète. Vous n'aurez pas à renoncer à vos plats préférés. Vous vous sentirez toujours rassasié en restant en forme et en mangeant moins.

Voulez-vous essayer d'éliminer autant de glucides que possible de votre alimentation ? Pas de problème !

Il y a tellement de livres de recettes fabuleuses, faibles en glucides !

Les graisses

Les graisses sont essentielles dans l'alimentation quotidienne et même si vous voulez perdre du poids, elles doivent être présentes pour le bien-être du corps. Elles sont nécessaires à la survie et sont étroitement liées à certaines vitamines, efficaces seulement si elles entrent en contact avec des graisses.

Bien sûr, tout est question de quantité. En excès, les graisses sont nocives pour le corps, et pas seulement parce que le chiffre sur la balance augmente. Il est essentiel de connaître les différences entre les types de graisses.

Les graisses saturées sont une source d'énergie et doivent être consommées en petites quantités. Elles se cachent dans les aliments qui sont souvent consommés en quantités excessives : viande, beurre, produits laitiers. Les graisses saturées ne doivent pas dépasser un tiers de l'apport quotidien de matières grasses.

Les plus digestibles sont les graisses mono-insaturées. Celles-ci assurent le fonctionnement de notre membrane cellulaire. Elles se trouvent dans l'huile d'olive et de colza et sont très utiles. Elles affectent positivement le métabolisme des lipides, pour cette raison, nous devrions en consommer un peu tous les jours.

Enfin, il existe des acides gras polyinsaturés qui sont également appelés acides gras essentiels. Par leur nom, on comprend déjà leur importance. Ceux-ci ne peuvent pas être produits par le corps humain et ils participent à l'exécution de fonctions

métaboliques importantes. En outre, ils régulent la concentration de cholestérol dans le sang et favorisent la croissance, en particulier chez les adolescents.
Les acides gras (par exemple, le fameux Oméga 3) se trouvent dans les poissons tels que le saumon ou le maquereau, dans l'huile de lin et de colza. Les acides gras Oméga 6 se trouvent dans l'huile de tournesol et l'huile de germe de blé. Les Oméga 6 devraient être consommés en plus grande quantité que les Oméga 3. Assurez-vous qu'ils soient toujours présents dans votre alimentation.

Les fibres

Les fibres alimentaires sont utilisées par le corps pour des fonctions de purification. Elles ne sont pratiquement pas digérées, ni assimilées. Elles sont expulsées. Alors, quels sont les bénéfices des fibres pour la santé dont nous parlons si souvent ? Tout d'abord, elles aident à la digestion. Elles stimulent les intestins, et certaines gonflent lorsqu'elles entrent en contact avec des liquides. Elles aident à éviter la constipation et la diarrhée, protègent les parois de l'intestin contre les bactéries pathogènes en favorisant la croissance du microbiome. Les fibres peuvent être utiles si vous essayez de perdre du poids, car elles vous rassasient immédiatement.

... en bref

Le jeûne est très bénéfique si vous vous concentrez sur des repas riches en protéines, mais cela ne signifie pas pour autant qu'il faille renoncer complètement aux glucides. Il peut être très bénéfique de faire en sorte que les protéines soient la partie principale de vos repas. En ce qui concerne l'huile, il est recommandé d'utiliser et de consommer des variantes contenant des acides gras polyinsaturés. Les sucres lents peuvent être consommés en plus grande quantité que les sucres rapides, qui ne seront autorisés qu'occasionnellement.

Les micronutriments

Les macronutriments ne sont pas les seuls qu'il faille prendre en compte. Micro vient du grec et signifie "petit". Ces aliments sont consommés en petites quantités. Bien que les quantités soient faibles, leur importance est cruciale.

Les vitamines

C'est une catégorie très importante de micronutriments et leur nom indique déjà à quel point elles sont fondamentales pour la vie elle-même ("vita" en italien signifie la "vie"). Les vitamines sont divisées en 2 catégories : celles qui sont solubles dans l'eau et celles liposolubles. Les vitamines solubles dans l'eau sont stockées en quantités minimales par le corps et les excédents sont éliminés. Les vitamines liposolubles sont la raison pour laquelle les graisses sont essentielles dans notre alimentation. Sans elles, les vitamines n'auraient aucun effet sur notre corps.

Contrairement aux vitamines hydrosolubles, celles-ci sont stockées dans notre corps et pour cette raison, vous pourriez théoriquement en avoir en excès. Dans une alimentation équilibrée, cela n'arrive pas souvent, sauf si vous prenez des compléments alimentaires. Un manque de vitamines peut causer des maladies graves et, dans les cas extrêmes, la mort.

Parmi les vitamines liposolubles, nous trouvons :

La Vitamine A - elle aide à créer de nouvelles cellules et soutient le système immunitaire. On la trouve dans les épinards, la viande, les œufs et le beurre.

La Vitamine D - elle permet l'assimilation du calcium. On la trouve principalement dans les poissons, dans des compléments spéciaux et est stimulée par l'exposition au soleil.

La Vitamine E - c'est un antioxydant. On la trouve dans les huiles végétales et les noix.
La Vitamine K - elle participe à la construction des os et à la coagulation du sang. Elle est présente dans le chou, les céréales et les produits laitiers.

Les vitamines hydrosolubles sont :

La Vitamine B1 - elle est importante pour la musculature du cœur. On la trouve dans le foie, les poissons et les légumineuses.

La Vitamine B2 - elle est importante pour la peau et les nerfs. On la trouve dans le lait, les céréales entières et les champignons.

La Vitamine B6 - elle participe à la formation de l'hémoglobine. On la trouve dans les bananes, le poisson, les légumineuses et la viande.

La Vitamine B12 - elle est responsable du métabolisme des protéines et de la cytogenèse. Les œufs, la viande, le poisson et le lait contiennent beaucoup de B12.

La Biotine - elle soigne la peau et les cheveux, stimule le métabolisme. Elle se trouve dans les légumineuses, les noix et flocons d'avoine.

La Vitamine C - c'est l'une des plus connues, elle fonctionne comme un antioxydant et favorise les processus de guérison. Elle est importante pour les os et les articulations. On la trouve principalement dans les agrumes, les brocolis et les baies.

L'Acide folique - il aide à la formation des globules rouges. Il est contenu dans les épinards, les tomates, les pommes de terre, les œufs, le lait et le blé entier.

La Niacine - elle soutient la division cellulaire. On la trouve dans les produits de boulangerie, le porc, le bœuf, les œufs et le lait.

L'Acide pantothénique - il est important pour la construction d'anticorps et d'hormones. Il se trouve dans les céréales entières, le lait, les tissus musculaires et les légumineuses.

Les sels minéraux

Vous avez peut-être entendu parler de sels minéraux, mais peut-être ne savez-vous pas à quoi servent ces substances à l'intérieur de notre corps ? Les sels minéraux sont divisés en oligo-éléments et macroéléments. La différence est leur concentration. Les macroéléments sont présents dans le corps en plus grande quantité (plus de 50mg) que les oligo-éléments (mois de 50mg).

Les macroéléments

Le Calcium (brocoli, poireaux, produits laitiers) est une partie constitutive de nos os et les renforce.

Le Chlore (sel) régule notre équilibre hydrique. Le Potassium (pommes de terre, la plupart des fruits et légumes) aide à maintenir une pression artérielle stable.

De nombreuses enzymes ont besoin de Magnésium (noix, légumineuses) pour leur formation.

Grâce au Sodium (poisson, viande, produits laitiers), nos nerfs et nos muscles peuvent fonctionner correctement.

Le Phosphore (produits laitiers, légumineuses) est lié à différents processus métaboliques.
Sans Soufre (présent dans pratiquement tous les aliments), de nombreuses enzymes de notre corps ne pourraient pas être formées. Il est en plus impliqué dans la formation du cartilage.

Les oligo-éléments
Les oligo-éléments sont appelés ainsi parce que nous ne pouvons en trouver que quelques traces. Cependant, ces petites quantités sont très importantes pour notre santé.
Le Chrome (noix, miel, grains entiers) soutient le processus de combustion des graisses et régule les sucres sanguins.
Grâce au Fer (foie, noix, soja, blé entier), l'hémoglobine est créée et l'oxygène peut être transporté à l'intérieur de notre corps. Le Fer est également une exception, car sa concentration dans le corps est supérieure à

50 mg et devrait théoriquement être considéré comme un macro-élément.
Le Fluor (fruits de mer, sel, eau minérale) permet la formation de l'émail et contribue à la formation des os.
L'Iode (sel et poisson) est particulièrement important pour les fonctions des hormones thyroïdiennes. Le métabolisme des glucides et des graisses est également activé par cet oligo-élément.
Grâce au Cuivre (noix, crustacés, foie), de nombreux acides aminés sont créés.
Le Manganèse (noix, thé noir, légumineuses) permet à notre corps de se désintoxiquer de manière régulière.
Le Sélénium (poisson, viande, légumineuses) protège nos cellules.
Enfin, le Zinc (entrailles, produits entiers, haricots) est un soutien pour notre système immunitaire et aide à la cicatrisation des plaies.

Une alimentation saine associée au jeûne intermittent constitue une base solide, capable d'aider votre corps de plusieurs façons. Assurez-vous d'inclure tous les nutriments dans vos repas. Le corps a besoin de bonnes graisses, de protéines et de micronutriments pour fonctionner correctement. L'alimentation à intégrer dans les périodes de jeûne ou de repos doit être équilibrée. Efforcez-vous de réduire les sucres, les glucides et les calories vides !

Choisissez davantage de produits complets, mais procédez avec prudence. Les personnes qui ne sont pas habituées à manger de grandes quantités de ces aliments et en consomment soudainement beaucoup, risquent d'avoir des problèmes d'estomac et d'intestins.

Rappelez-vous que de nombreux sels minéraux contenus dans différents types de légumes sont sensibles aux températures élevées. Si les légumes sont cuits pendant une longue période, des substances précieuses peuvent être perdues dans l'eau de cuisson. Essayez de ne pas la jeter et de chercher d'autres utilisations possibles. La cuisson des légumes à la vapeur est un excellent moyen d'obtenir une cuisson uniforme et de garder les nutriments importants.

Existe-t-il une quantité idéale ?

Cette question est très intéressante. Vous trouverez beaucoup de tables et d'indications détaillées, cependant, il est difficile d'avoir une réponse précise.

D'une part oui, il y a une quantité idéale et parfaite de nutriments pour le corps humain. Le problème est que chaque personne a un métabolisme unique et que des valeurs correctes pour quelqu'un, pourraient ne pas l'être pour tout le monde.

Le conseil que nous vous donnons est d'apprendre à connaître votre corps pour savoir comment il fonctionne. À cet égard, l'aide d'un spécialiste est indispensable. Après avoir consulté un nutritionniste, vous saurez les quantités de nutriments à intégrer dans le programme et à combiner avec le jeûne intermittent pour obtenir des résultats incroyables !

Intéressons-nous maintenant au repas principal de votre journée. Peu importe la variante de jeûne intermittent que vous avez choisi, vous devriez connaître le repas le plus important pour vous avant de débuter le jeûne. Certains parviennent à sauter le petit-déjeuner sans aucun problème, alors que d'autres auraient beaucoup de mal à commencer la journée sans se mettre quelque chose dans l'estomac.

Assurez-vous que le repas principal soit adapté à vos besoins. Sinon, le changement pourrait être vraiment difficile à gérer, ce qui affectera négativement votre motivation. Si vous avez besoin d'un dîner lorsque vous rentrez du travail, planifiez votre jeûne afin que le dîner soit le repas le plus important pour vous. Facile !

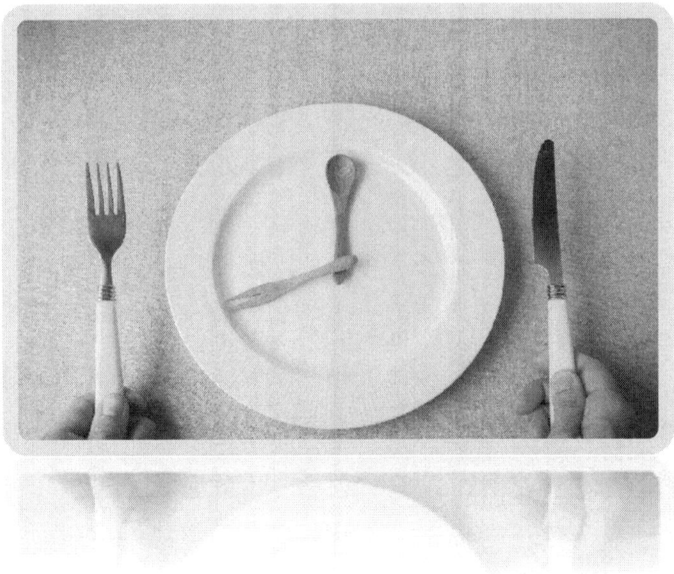

Les aliments recommandés

Comme nous l'avons vu, l'un des points forts du changement alimentaire représenté par le jeûne intermittent est la capacité de manger presque tous les aliments, à condition qu'ils soient sains.

Nous allons vous fournir quelques informations supplémentaires utiles, en particulier en ce qui concerne certains aliments intéressants, qui pourraient faire une différence.

Édulcorants et alternatives au sucre

Sur cette question, les opinions sont souvent divergentes. Les édulcorants ont toujours eu une mauvaise réputation car ils ont des effets négatifs sur le métabolisme, mais tout n'est pas si noir. Le goût sucré de la nourriture est un véritable aimant pour notre corps et il serait vraiment intéressant d'avoir des édulcorants pour remplacer les sucres... Eh bien, figurez-vous qu'ils existent ! La Stevia et l'érythritol sont deux exemples d'édulcorants qui peuvent remplacer le sucre dans de nombreuses recettes. En fait, ce sont des substituts à utiliser dans de nombreuses recettes, et cela signifie donc que vous devez vous mettre derrière les fourneaux. Sur le marché, vous pouvez trouver de nombreux produits sans sucre, mais la seule façon d'être sûr de la qualité de la préparation est de la faire soi-même. C'est un effort qui sera largement récompensé.

Le sucre de noix de coco est certainement l'édulcorant le plus recommandé. À ce jour, aucun effet négatif de la Stevia sur notre corps n'a été trouvé, et le sucre de noix de coco est même très sain. Ces édulcorants augmentent lentement le taux de sucre dans le sang et contiennent également d'autres substances utiles pour notre métabolisme. Vous pouvez utiliser ces derniers sereinement pour cuisiner, dans le café et pour faire des thés sucrés et des préparations de toutes sortes.

Aliments épicés

Le piment, la cannelle et le gingembre peuvent avoir un effet positif sur le processus d'amincissement. Lorsque notre langue ressent la sensation piquante du piment, la température du corps augmente et un certain nombre de réactions métaboliques utiles sont déclenchées. Sans entrer dans les détails, le corps entre dans une sorte d'état d'alarme (bien qu'il n'y ait pas de danger réel), un état d'activation qui consomme de l'énergie et éveille l'esprit et les sens. Les effets positifs des aliments piquants et épicés ne s'arrêtent pas là. Les goûts et les parfums favorisent la sensation de satiété, même en mangeant de plus petites portions, et les plantes dont les épices sont dérivées offrent souvent des caractéristiques nutritionnelles uniques et très utiles pour le corps. Utilisez-les en abondance.

La crème

Par "crème", nous ne parlons pas des

"crèmes glacées" aux nombreux et délicieux parfums. Nous parlons de préparations que vous pouvez faire vous-même et qui peuvent embellir votre jeûne intermittent.

Les desserts peuvent être un obstacle à la perte de poids, cependant, nous savons bien à quel point il peut être difficile de résister à la tentation. Une autre grande menace, c'est la pâte à tartiner. Même sans mentionner les marques célèbres, nous sommes sûrs que vous avez compris.

La recette n'est pas malsaine, au contraire ! Le problème vient de tous les sucres qui sont ajoutés dans le processus de production.

Alors que faire ?

Soyez tranquille, la crème ou pâte à tartiner à la noisette peut également être faite à la maison. Le résultat sera différent des produits du supermarché, c'est sûr, mais vous éviterez les sucres et obtiendrez un produit savoureux dont vous pourrez être fier.

La pâte ou crème obtenue est particulièrement appropriée comme ingrédient pour les smoothies, en particulier pour ajouter de la consistance ou de la texture aux smoothies de fruits ou aux milk-shakes. Prenez, par exemple, 300 ml de lait végétal et ajoutez de l'eau, deux cuillères à soupe de crème de noisette, une banane et des flocons d'avoine. Ce smoothie savoureux peut rassasier facilement et contient de nombreux nutriments. La recette de base peut être facilement modifiée en ajoutant d'autres ingrédients tels que des graines de lin, du son, des fruits ou du cacao selon vos goûts.

Le beurre de cacahuète est également un délice, mais il est en même temps très calorique. Comme pour la pâte à tartiner à la noisette, la recette de base est très saine. Elle devient nocive par l'ajout de graisses et de sucres. Essayez de la faire par vous-même en ajoutant des édulcorants et essayez de faire des crèmes/pâtes à base d'amandes ou diverses autres noix.

Boissons alcoolisées et non-alcoolisées

Il n'y a pas grand chose à dire à ce sujet à part que l'alcool est une substance nocive pour le corps et a une valeur calorique très élevée. Évitez d'en consommer si vous le pouvez ou modérez sa consommation.

La consommation de boissons alcoolisées est profondément enracinée dans nos cultures et il peut vraiment être difficile de dire non à un verre de vin chaud sur le marché de Noël, ou un cocktail pendant une soirée d'été. Cependant, l'alcool doit être consommé avec plaisir et avec modération. Une goutte de ces boissons a une teneur en calories très élevée. Un verre de vin est équivalent à un soda et contient très peu de nutriments. Le vin et la bière possèdent des substances qui peuvent être utiles au corps, mais la présence d'alcool les rend beaucoup moins précieux pour le corps.

Limitez la consommation d'alcool et si vous ne pouvez vraiment pas résister, faites-le dans les périodes où vous pouvez manger plutôt que pendant le jeûne.

Pour les boissons gazeuses, le constat est le même. Vous devriez éviter de consommer des boissons très sucrées (cela s'applique également aux jus de fruits) car elles apportent dans votre alimentation une grande quantité de calories qui ne serviront qu'à augmenter votre tour de taille. Vous pouvez remplacer ces produits nocifs pour votre santé par des tisanes et des préparations sans sucre, en ajoutant du Stevia, de l'érythritol ou du sucre de noix de coco.

Nous savons bien qu'un substitut ne sera jamais aussi satisfaisant qu'un verre de votre boisson préférée. Cependant, rappelez-vous pourquoi vous le faites : votre santé. Donnez sa chance à un bon verre de thé glacé sans sucre pour étancher votre soif par une chaude journée d'été.

Le sport et le jeûne intermittent

L'idée de faire du sport pendant le jeûne peut sembler étrange et déconcertante. S'entraîner sans manger pendant des heures peut sembler aussi étrange que jeûner sans avoir faim. Nous comprenons votre préoccupation, c'est pourquoi nous avons écrit ce paragraphe pour vous en dire plus sur ce sujet.

Faire de l'exercice sans manger n'est pas un problème pendant le jeûne intermittent. En effet, ce type de nutrition est recommandé et utilisé par de nombreux athlètes.

Comme nous l'avons déjà dit, le jeûne, dans sa phase initiale, peut affecter négativement une partie de la musculature, mais il s'agit d'une phase transitoire courte, qui concerne principalement les substances de réserve présentes dans le muscle, et seule une petite partie des protéines de la masse musculaire sont concernées. Lorsque votre corps se sera habitué au nouveau type de nutrition et à ses rythmes, la musculature sera préservée et les réserves de graisse du corps seront consommées. Cela sera possible également grâce au sport et à l'exercice physique.

Le sport, combiné au jeûne intermittent et à une alimentation saine dont nous avons déjà parlé, est ce dont vous avez besoin pour garder la santé !

Il n'y a pas vraiment de règles bien définies en ce qui concerne la création d'un programme sportif en association avec le jeûne. Ceux qui pratiquent le sport de manière régulière peuvent continuer à le faire en toute sécurité, mais doivent s'assurer que les moments d'activité chevauchent les

périodes de jeûne, et qu'ils soient assez éloignés des moments de repas.
Le même conseil s'applique également à ceux qui commencent à faire du sport en même temps qu'ils commencent le jeûne intermittent : assurez-vous de laisser assez de temps entre le repas et l'activité physique.
Nous vous conseillons de pratiquer quelques jours de jeûne avant de commencer à vous lancer dans une activité physique, de sorte que le corps s'habitue progressivement aux changements qui se produisent. Une chose à la fois ! Bien sûr, nous ne disons pas que lors de la première semaine de jeûne intermittent, vous devez rester immobile ! Une grande promenade est toujours bénéfique !

Les sports les plus appropriés

Y a-t-il un sport plus approprié qu'un autre lorsque l'on suit le jeûne intermittent ? Quel type d'activité physique aide à brûler les graisses plus rapidement ?

Les sports qui demandent plus d'efforts permettent la combustion rapide des graisses. Pour obtenir d'excellents résultats, vous n'avez pas besoin de vous inscrire à la salle de gym ou d'avoir du matériel spécifique. Il suffit d'une paire de chaussures de course pour pratiquer le jogging pratiquement n'importe où. Vous pouvez aller au travail ou en courses à vélo, mais aussi découvrir les environs en pédalant : ce sont toutes des activités qui sont bonnes pour le corps.

En réalité, il n'y a pas de meilleur sport qu'un autre pour la perte de poids ou à combiner au jeûne intermittent. Écoutez votre corps ! Choisissez le sport que vous aimez le plus et consacrez-y du temps et de l'énergie !

Les personnes légèrement en surpoids qui ont des complications physiques peuvent essayer la natation. En pratiquant ce sport, les contraintes physiques sont inférieures à la course (par exemple) et vous pouvez éviter de nombreux problèmes et blessures. Ne vous laissez pas berner. Même si être dans l'eau, dans la piscine, peut sembler confortable et relaxant, il existe de nombreux exercices qui vous permettront de perdre du poids et de vous remettre en forme d'une manière saine et sûre pour votre corps. Se déplacer dans l'eau est très coûteux en termes d'énergie et pour cette raison, nous recommandons la natation à ceux qui ont des problèmes de poids et qui veulent initier un parcours minceur efficace.
Écouter de la musique peut aussi vous motiver pendant l’activité sportive.

Quand s'entraîner ?

Une question récurrente à laquelle il n'y a pas de vraie réponse. Lorsque l'on est à jeun, le corps brûle directement les réserves de graisse pour obtenir l'énergie dont il a besoin. D'autre part, tout le monde ne parvient pas à faire du sport à jeun. C'est à vous de le découvrir. Écoutez votre corps et essayez de ne pas en faire trop. Pratiquer ce genre d'effort n'a de sens que si vous avez l'énergie nécessaire. Ceux qui viennent de commencer ne devraient pas faire de la course à pied immédiatement après s'être levés le matin : après quelques semaines d'entraînement, vous pourrez également pratiquer le matin, mais pour le moment, écoutez les signaux que votre corps vous envoie.

En général, l'activité physique devrait être pratiquée pendant la journée. Faire une activité physique intense le soir peut avoir des effets négatifs sur le sommeil et aussi sur le métabolisme. Nous savons bien qu'en raison du travail ou pour d'autres raisons, très probablement, vous ne pourrez pas faire de sport le matin ou lorsque vous le préféreriez. Mais assurez-vous de vous entraîner autant que possible à la lumière du jour pour respecter vos rythmes circadiens et donner l'importance nécessaire aux moments de repos et de sommeil.

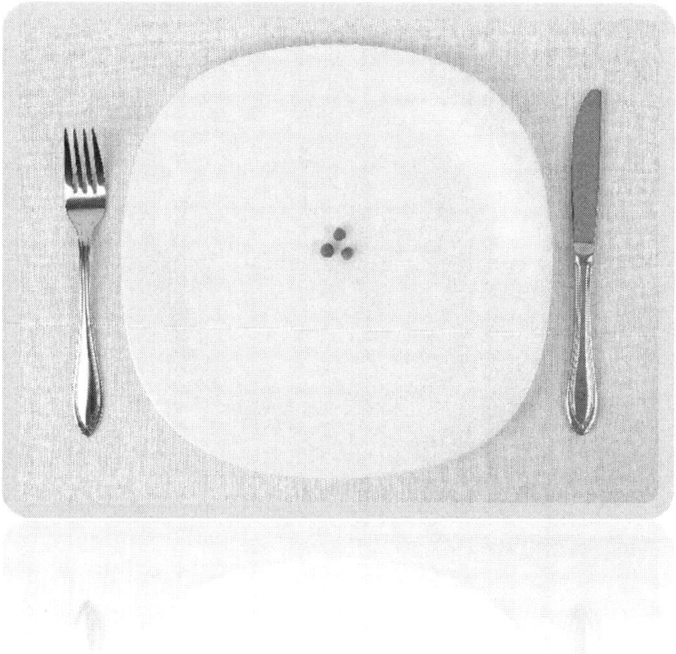

L'équilibre énergétique

À ce stade, nous pouvons rajouter une étape dans votre parcours : ajouter un peu de mathématiques au jeûne intermittent. Il s'agit d'un calcul que vous devrez faire pour comprendre votre métabolisme.

Cette étape devrait être une étape obligatoire pour tous les régimes alimentaires, car elle permet de savoir combien de calories sont nécessaires pour le bon fonctionnement de votre corps. Pour cela, vous devez également prendre en compte la quantité d'activité physique que vous faites. Si tout cela vous semble compliqué, soyez rassuré : nous vous dirons comment le faire très simplement.

Calories de base

Savoir combien de calories sont nécessaires pour faire fonctionner votre corps est essentiel. Vous ne pouvez pas prétendre perdre du poids si vous continuez à ingérer des quantités excessives de calories. Faites-vous une activité physiquc ? Vous devez également la prendre en compte !

Procédons une étape à la fois ! Tout d'abord, voici comment calculer le nombre de calories dont votre corps a besoin, lorsqu'il est au repos :

- Pour les hommes : **66,5 + (13,7 * poids en kg) + (5,0 * taille en cm) – (6,8 * âge)**
- Pour les femmes : **65.5 + (9.6 * poids en kg) + (1.8 * taille en cm) – (4.7 * âge)**

Cette valeur indique les besoins caloriques quotidiens de base du corps. Peu importe si vous êtes sur votre canapé toute la journée ou si vous avez un travail qui nécessite un effort physique, votre corps doit recevoir cette quantité minimale de calories pour fonctionner correctement. Par exemple, pour une femme de 25 ans d'une taille de 1,65 mètre et d'un poids de 65 kilogrammes, la valeur de base sera donc de 1476,5 kcal par jour.

Facile ! Tout ce dont vous avez besoin, c'est d'une feuille où faire le calcul avec les données mises à jour sur votre poids.

Ensuite, cette valeur devrait être multipliée par le *Niveau d'Activité Physique* (NAP), un indice qui valorise votre activité physique en fonction de la fréquence des exercices, des entraînements et des pratiques sportives.

Aucune activité physique	1,2
Exercice léger (1-3 sessions par semaine)	1,375
Exercice modéré (3-5 sessions par semaine)	1,55
Exercice intense (6-7 sessions par semaine)	1,725
Très intense (2 fois par jour)	1,9

Le quotien le plus bas est de 1,2 (pendant la journée, vous bougez peu voire pas du tout). Les gens qui entrent habituellement dans cette catégorie sont les personnes âgées et les personnes qui sont confinées au lit. Les valeurs les plus élevées, au contraire, se réfèrent aux personnes qui ont un travail très physique ou aux sportifs professionnels.
Revenons à l'exemple de la femme de 25 ans. Si elle est en mouvement toute la journée, sa valeur NAP serait de 1.725.

Calories de base 1476,5 kcal x NAP 1,725 = besoin calorique de 2547 kcal.

Avec un apport d'environ 2547 kcal, la femme de l'exemple garderait un poids constant. De toute évidence, en réduisant le nombre de calories, son poids commencerait à diminuer. A l'inverse, l'augmentation de son poids ferait croître le nombre de calories nécessaires.

Devant cet exemple, on comprend bien que lorsque des calories excédentaires sont ingérées, telles que celles des boissons gazeuses et de l'alcool, le poids augmente. Être capable d'éliminer les calories excédentaires est déjà un excellent moyen de limiter ou d'arrêter l'augmentation de votre tour de taille.

Considérez un aspect supplémentaire : la plupart des calories que vous ingérez pendant la journée sont représentées par des hydrates de carbone, souvent de mauvaise qualité, c'est-à-dire que ce ne sont pas des polysaccharides, mais plutôt des monosaccharides. Comme nous l'avons déjà mentionné, ces glucides sont transformés en réserves lipidiques, les graisses, qui vous font

prendre du poids et sont nocives pour la santé... une véritable catastrophe.
Nous ne savons pas si vous allez choisir de suivre un jeûne intermittent ou si vous allez suivre un régime alimentaire traditionnel. Cependant, nous vous suggérons dans tous les cas de supprimer ces calories excédentaires et d'augmenter votre niveau d'activité physique. Quand nous parlons de santé et de bien-être, nous ne parlons pas nécessairement d'être mince et athlétique. La santé va plus loin que l'apparence et trouve son expression maximale dans l'équilibre et l'harmonie du corps. Cela vaut également pour ceux qui souffrent d'insuffisance pondérale ! Ces personnes peuvent être confrontées à des risques pour la santé autres que ceux qui luttent pour perdre du poids, mais cela ne signifie pas qu'ils vont bien, au contraire.
Trouvez le nombre de calories dont votre corps à besoin, pratiquez une activité physique amusante et régulière, choisissez de "bonnes" calories, d'origine durable et

écologique et vous serez prêt à faire face à tout changement dans votre métabolisme !

Maigrir grâce au Yoga

Nous avons pensé, qu'à ce stade du livre, il serait intéressant de partager avec vous une idée pour perdre du poids d'une manière alternative en complément, pourquoi pas, du jeûne intermittent. Nous espérons vivement que cela vous aidera à explorer votre corps, votre métabolisme et votre essence intérieure.

Maigrir grâce au Yoga

Beaucoup de gens se plaignent de leur corps. Certains le font sans raison apparente réelle. Ils semblent être en parfaite forme, mais expriment un malaise intérieur physique. D'autres luttent pour perdre les kilos en trop qui leur causent des souffrances physiques et psychologiques, d'autres encore livrent une terrible bataille pour se nourir et prendre du poids. Toutes ces personnes ont en commun un tourbillon d'émotions négatives envers la nourriture.

L'étape fondamentale pour être en mesure de résoudre cette relation conflictuelle avec la nourriture est un acte de volonté qui peut parfois être difficile à identifier. S'il est difficile de l'identifier, vous pensez bien qu'il ne sera pas facile de le mettre en pratique.

Le yoga peut être d'une grande aide dans ce processus de paix. Cette discipline millénaire permet de faciliter le contact entre la personne physique et son être intérieur. Cette connexion a de nombreux avantages, en particulier d'un point de vue motivationnel et émotionnel.

Yoga - plus que de la méditation

Ceux qui n'ont jamais pratiqué le yoga pensent immédiatement à un long "*Oooooommmmm*" et à une méditation spirituelle. La signification originelle du Yoga est beaucoup plus que de la simple

relaxation : les postures servent à harmoniser la relation entre le corps et l'esprit et à atteindre une attitude méditative.
Bien sûr, le Yoga est l'occasion parfaite pour se détendre complètement et cet aspect ne doit pas être négligé, surtout dans le monde d'aujourd'hui, submergé par le stress et l'anxiété. À première vue, le lien avec les régimes alimentaires n’est pas évident. Mais certains chercheurs ont montré que le stress est un facteur déterminant dans le gain de poids.
Grâce à la relaxation complète que le Yoga permet, le corps atteint un équilibre naturel et permet au métabolisme de fonctionner de manière optimale, loin des interférences liées au stress et des cascades hormonales qu'il crée et qui freinent tout type de régime.
Le Yoga renforce également la musculature et l'endurance du corps. La plupart des gens trouvent qu'il est moins fatigant de perdre du poids et de se remettre en forme avec le Yoga qu'avec d'autres types d'activité physique. Certains d'entre vous ne le savent peut-être

pas, mais pratiquer le Yoga ne signifie pas rester assis à méditer.
Les positions à effectuer stimulent abondamment le corps, en maintenant une harmonie précieuse, et en l'aidant à surmonter ses faiblesses intérieures.
Le sentiment de bien-être que vous obtenez avec des séances de Yoga régulières est si grand et durable qu'il affecte non seulement le poids et la silhouette, mais la santé de tout le corps.

Comment peut-on perdre du poids avec le Yoga?

Lorsque l'on pratique correctement et consciemment les postures de Yoga (appelées asanas), tous les muscles du corps travaillent et se contractent d'une manière douce. Si les exercices sont effectués régulièrement, le corps devient plus tonique, entraîné et défini. En même temps, vous pouvez perdre du poids, car grâce au Yoga, vous brûlez des calories, comme vous en brûlez lorsque vous bougez, peu importe l'activité physique pratiquée.

Combien de calories sont réellement consommées ? Cela dépend du style de Yoga. Il existe plusieurs styles de Yoga qui, au fil du temps, se sont établis sous forme d'écoles. Ils diffèrent par la dynamique, le degré de difficulté et la forme physique. Selon le style, la consommation de calories est plus ou moins importante.

La variante la plus répandue est le Hatha Yoga. Ce sont des exercices doux et méditatifs. Avec ce style de Yoga, vous brûlez peu de calories, cependant, le Hatha Yoga favorise la stabilité du corps ainsi que la musculature et la mobilité. En outre, comme tous les styles de Yoga, il agit sur l'endurance. Même avec le Hatha Yoga, vous pouvez atteindre votre objectif d'amaigrissement. Mais pour consommer vraiment beaucoup de calories, vous pouvez essayer d'autres types de Yoga: Bikram Yoga, Hot Yoga ou fatburning Yoga.

Cet extrait fait partie d'un texte disponible sur Amazon.

Résumé de tous nos conseils

Le jeûne intermittent a énormément d'avantages. Il aide à rester en bonne santé, à perdre du poids, à trouver un équilibre dans la vie et tout cela d'une manière simple et en respectant la dynamique métabolique de l'organisme.

Écoutez attentivement votre corps et essayez de trouver le type de jeûne intermittent qui convient le mieux à votre personne.

Supprimez tous les excès de calories, en particulier ceux représentés par les glucides (monosaccharides), les boissons sucrées et l'alcool. Dans le même temps, remplissez votre frigo de manière à préparer vos plats préférés vous-même, en choisissant des aliments de qualité, à partir de sources durables.

Je vous souhaite bonne chance sur le chemin vers une alimentation saine et dans l'atteinte de votre objectif de perte de poids, de manière saine, grâce au jeûne intermittent.

J'espère que vous avez apprécié ce livre. Je serai également très heureux de lire votre commentaire sur Amazon !

Espace pour les notes personnelles

Stella Di Chierico

Informations légales

1ère édition

Rappresentanti legali:
c/o AutorenService24
Wenneberg 14
48653 Coesfeld
www.autorenservice24.de

Exclusions de responsabilité

La mise en œuvre de toutes les informations, instructions et conseils contenus dans ce livre électronique est à vos propres risques. Pour les dommages de toute nature, l'auteur n'assume aucune responsabilité légale. L'auteur exclut toute les réclamations de responsabilité contre lui pour les dommages matériels ou immatériels causés par l'utilisation ou la non-utilisation des informations ou l'utilisation d'informations incorrectes et/ou incomplètes. Par conséquent, toute réclamation légale et d'indemnisation ne sera pas acceptée. Ce travail a été créé et écrit avec le plus grand soin, grâce aux connaissances et des convictions disponibles au moment de l'écriture. Pour l'actualité, l'exhaustivité et la qualité de l'information, l'auteur n'assume aucune responsabilité. En outre, les erreurs d'impression et la désinformation ne peuvent pas être complètement exclues. Pour des informations incorrectes écrites par l'auteur, aucune responsabilité légale sous quelque forme que ce soit ne sera acceptée.

Droits d'auteur

Printed in Poland
by Amazon Fulfillment
Poland Sp. z o.o., Wrocław

75267678R00076